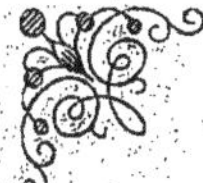

CONSIDÉRATIONS

CLINIQUES ET ÉTIOLOGIQUES

SUR UNE

SÉRIE DE CAS D'ICTÈRE

PAR

M. EUDE

MÉDECIN-MAJOR DE 2ᵉ CLASSE

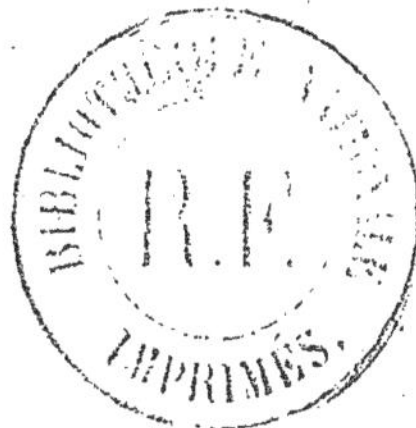

PARIS,

LIBRAIRIE DE LA MÉDECINE, DE LA CHIRURGIE ET DE LA PHARMACIE MILITAIRES

VICTOR ROZIER, ÉDITEUR

26, RUE SAINT-GUILLAUME, 26,

Près le boulevard St-Germain.

1883

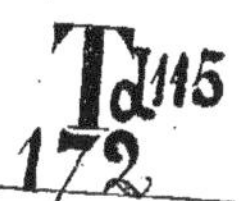

CONSIDÉRATIONS

CLINIQUES ET ÉTIOLOGIQUES

SUR UNE

SÉRIE DE CAS D'ICTÈRE

PAR

M. EUDE

MÉDECIN-MAJOR DE 2ᵉ CLASSE

PARIS,

LIBRAIRIE DE LA MÉDECINE, DE LA CHIRURGIE ET DE LA PHARMACIE MILITAIRES

VICTOR ROZIER, ÉDITEUR

26, RUE SAINT-GUILLAUME, 26,

Près le boulevard St-Germain.

1883

CONSIDÉRATIONS

CLINIQUES ET ÉTIOLOGIQUES

SUR UNE

SÉRIE DE CAS D'ICTÈRE

Plusieurs fois déjà on a signalé dans l'armée des épidémies d'affections bilieuses de gravité diverse. L'épidémie
des casernes de Saint-Cloud, en 1865; celle de la caserne
de Lourcine, dans la même année; celle de la caserne de
Lille, en 1877, ont été l'objet de relations spéciales du plus
grand intérêt (1). Différents noms ont été donnés à ces affections, suivant leurs symptômes, leur gravité ou leur étiologie. Appelées fièvres rémittentes bilieuses dans un cas
(Lourcine), ictères graves dans l'épidémie de Lille, elles

---

(1) *Worms*. Rapport sur la maladie qui a régné pendant le mois de
mai 1865 sur les troupes casernées à Saint-Cloud (*Recueil de mémoires
de médecine militaire*, juillet 1865).

Laveran. Relation d'une petite épidémie de fièvre rémittente bilieuse
qui s'est déclarée à la caserne de Lourcine pendant les mois de juillet
et d'août 1865 (*Recueil de mémoires de médecine militaire*, janvier 1866).

Arnould. Mémoire sur une série de cas d'ictère grave observés dans
la garnison de Lille en juin 1877 (*Recueil de mémoires de médecine militaire*, mars et avril 1878.)

Consulter sur le même sujet l'analyse que nous donnons plus loin,
de travaux allemands récemment publiés. (*La Rédaction.*)

ne sont pas désignées par un nom spécial dans les casernes de Saint-Cloud.

L'étiologie et la nature de ces affections, probablement diverses, paraissent être restées obscures.

La série des cas d'ictère que nous avons observés n'a qu'une analogie éloignée avec les manifestations épidémiques que nous venons de rappeler; elle en diffère sur plusieurs points essentiels. Au lieu d'être une explosion épidémique soudaine et passagère, elle s'espace sur plusieurs mois; elle en diffère aussi par la gravité et certaines manifestations symptomatiques, et peut-être aussi par l'étiologie. Elle ne paraît avoir de commun avec elles que le caractère bilieux, l'ictère. Ce caractère fondamental, cependant, suffit pour les rapprocher, et peut-être sera-t-il possible un jour de trouver un lien étiologique et nosologique commun à ces différentes séries de maladies bilieuses. C'est dans ce but que nous avons entrepris l'étude clinique et étiologique d'une série de cas d'ictère observés au 10ᵉ bataillon de chasseurs à pied.

Dans un court laps de temps, du mois d'avril au mois d'août 1880, nous avons enregistré 22 cas d'ictère. 2 cas isolés se présentent d'abord dans le mois d'avril, 5 cas pendant le mois de mai; on n'en compte que 3 au mois de juin; leur chiffre remonte à 7 au mois de juillet et à 5 au mois d'août. Aucun nouveau cas ne se présente pendant les grandes manœuvres, au moment où les conditions hygiéniques du bataillon se trouvent complètement modifiées. 17 de ces cas ont été traités à l'hôpital; les 5 autres, plus légers, sont restés en traitement à l'infirmerie.

SYMPTOMATOLOGIE.

L'affection débute en général par un sentiment de malaise, de lassitude, par de la courbature; il s'y ajoute bientôt des points douloureux dans les côtés, de la céphalalgie, et des symptômes d'embarras gastrique. Ces prodromes ont une durée variable de 3 à 4 jours, au bout desquels apparaît la coloration ictérique dans les yeux. Elle s'étend plus ou moins rapidement à la face, au tronc et au reste du tégument externe.

Les signes d'embarras gastrique ne sont pas toujours très prononcés; ils consistent quelquefois dans une simple inappétence, avec lourdeur d'estomac; dans un cas, nous avons vu l'appétit se conserver assez bien au début et dans le cours de la maladie. Plus fréquemment, on remarque un goût amer et désagréable dans la bouche, des éructations et des nausées. L'état de la langue est très variable; naturelle et sans enduit appréciable dans certains cas, elle est couverte le plus souvent d'un enduit blanc-jaunâtre, peu épais; dans deux cas, la langue nous a paru particulièrement nette et rouge, et cette nuance d'un rouge vif tranchait singulièrement sur la coloration jaune ocre de la face. La soif est généralement augmentée. On remarque un sentiment de contriction de la poitrine, une sensibilité spontanée ou à la pression au niveau de la région épigastrique, une sensation de pesanteur et de plénitude de l'estomac pendant la digestion. L'appétit est presque constamment diminué, quelque-

fois nul. Les vomissements alimentaires sont rares au début :
on ne les a rencontrés que dans 3 cas. Les vomissements
provoqués donnent lieu le plus souvent à des évacuations
de bile plus ou moins abondantes et de coloration variable,
tantôt jaune, tantôt verdâtre ; plusieurs malades n'ont rendu
que des glaires.

L'examen du foie n'a jamais révélé d'augmentation de
l'organe ; la matité hépatique a toujours paru normale ; dans
un cas seulement on a noté de l'endolorissement de la région
hépatique. On n'a pas constaté d'augmentation du volume
de la rate, ni de sensibilité exagérée dans la région splé-
nique.

L'abdomen est mou, dépressible, sensible à la pression,
principalement au niveau des hypocondres ; les malades se
plaignent de coliques, soit au début, soit dans le cours de
l'affection. Tantôt on remarque de la diarrhée, tantôt de la
constipation, ou bien des alternatives de diarrhée et de constipation. Les selles sont souvent incolores dès le début de
la maladie ; mais cette décoloration n'est pas toujours absolue ; les malades les comparent à de la terre glaise, dans les
cas où elles sont faiblement colorées ; ils disent que la coloration de leurs selles ressemble à celle du jaune d'œuf.
L'absence ou la diminution de coloration des selles n'existe
tantôt qu'un seul jour, tantôt elle dure plusieurs jours de
suite : de 3 à 6 en moyenne ; dans un cas elle a persisté
pendant 10 jours. Nous avons noté également des alternatives dans la décoloration des selles ; après avoir repris leur

couleur normale, les matières fécales sont redevenues grises chez le malade de l'observation VII.

La coloration ictérique est variable suivant les individus et suivant la durée et l'intensité de l'affection. Débutant par les sclérotiques et s'étendant ensuite à la face et au tronc, elle affecte les nuances les plus variées, en rapport avec la coloration primitive de la peau et avec la quantité de la bile résorbée, ou avec la durée de la décoloration des selles. Jaune brun à la face, où elle est modifiée par le hâle de la peau, elle présente sur le tégument du tronc les nuances jaune ocre, jaune safran, ou jaune verdâtre plus ou moins intense. Elle n'arrive en général à toute son intensité qu'au bout de 3 ou 4 jours, reste stationnaire pendant quelques jours, et tend à disparaître assez rapidement du tronc, pour persister pendant un temps plus ou moins long dans les sclé-rotiques. Chez le malade de l'observation VII, après avoir pâli une première fois, elle a repris une teinte plus foncée, coïncidant avec la réapparition des selles grises. Chez lui aussi la teinte ictérique a persisté beaucoup plus longtemps sur le tronc et dans les yeux que chez les autres malades. La jaunisse a été très faible chez les malades des observa-tions XIV et XV; très nette dans les sclérotiques, elle s'est bornée à une suffusion ictérique légère et très passagère du tronc.

La durée de la coloration cutanée a été très variable sui-vant les cas, et n'a pas toujours été en rapport avec la déco-loration absolue des selles. Elle se montre généralement du 3e au 4e jour après le commencement des accidents gastriques, quelquefois dès le second jour; deux de nos malades prétendaient être indisposés depuis 8 jours (II et XVII). Fugace dans les cas légers (XIV et XV), la jaunisse persiste pendant des semaines entières chez certains malades (III, IV, VII, X, XI, XIII).

On a remarqué chez plusieurs malades des plaques rouges, érythémateuses, sur le tronc ; chez d'autres, des petits boutons incolores, accompagnés de démangeaison. Nous n'avons pas observé les taches ardoisées décrites par Monneret.

Les démangeaisons de la peau du tronc et des membres ont été constatées chez presque tous les ictériques, à l'exception des cas très légers. Elles durent trois ou quatre jours, au moment où la coloration ictérique est le plus intense. Chez le malade de l'observation XVIII, on a observé une éruption furonculeuse sur le côté gauche de la paroi abdominale, peu de jours après le début de la maladie.

L'influence du passage de la bile dans le sang sur la circulation n'a pas paru constante dans tous les cas ; dans quelques-uns, le pouls a été manifestement ralenti, au point de tomber à 50 pulsations environ par minute ; dans d'autres, il a eu sa fréquence habituelle ; il a paru quelquefois serré et petit. Les phénomènes fébriles qui ont compliqué la plupart de nos ictères, et sur lesquels nous reviendrons plus loin, ont pu masquer dans certains cas ce ralentissement de la circulation qu'on observe généralement chez les ictériques, et qui est dû, suivant les uns, au passage des acides biliaires dans le sang : suivant d'autres, à la faiblesse générale de l'individu (Niemeyer).

Du côté des sécrétions, nous ne ferons que mentionner la couleur foncée de l'urine, qui donne, avec l'acide nitrique, la réaction caractéristique. On n'a pas trouvé d'albumine dans l'urine. Presque tous nos malades ont eu des sueurs, principalement pendant la nuit, à la suite du mouvement fébrile de la soirée.

On n'a pas constaté d'hémorrhagies, ni sur les muqueuses, ni sur la peau ; ni pétéchies, ni ecchymoses, ni épistaxis. Un seul de nos malades nous dit avoir remarqué quelques goutelettes de sang dans ses selles.

Parmi les troubles du système nerveux, nous signalerons tout d'abord la céphalalgie ; sus-orbitaire, gravative, elle est un des symptômes les plus constants, les plus durables et les plus pénibles de l'affection ; elle persiste alors que la coloration ictérique tend déjà à disparaître ; l'abattement, la courbature, les douleurs musculaires dans les membres, dans les reins ; l'insomnie dans beaucoup de cas.

Il nous reste à parler d'un phénomène essentiel, du mouvement fébrile qu'ont présenté la plupart de nos malades. Le frisson initial ouvre rarement la scène ; presque toujours les phénomènes dyspeptiques ou les symptômes d'embarras gastrique précèdent de quelques jours l'apparition du mouvement fébrile.

Les malades sont déjà jaunes, alors qu'ils n'ont encore ressenti ni frisson, ni chaleur. Dans quelques cas seulement il y a eu fièvre dès le début (*observ.* I, XII, XIII, XIX,

XXII). Au bout d'un temps variable, du 3e au 4e jour, par-
fois plus tard, vers le 8e jour, se montrent des accès fébriles, presque toujours le soir, vers 6 ou 8 heures ou entre
10 et 11 heures. Quelquefois aussi l'accès se présente
dans la matinée (XVII) ou dans l'après-midi (XI, XIX); il
ne revient pas tous les jours à la même heure ; un de nos
malades, après avoir eu des accès quotidiens à 11 heures
du matin, a présenté des accès fébriles le soir vers 8 heures,
et quelquefois deux accès dans la même journée (XVII).
Chez les malades des observations IV, VII et XXII, la fièvre
s'est bornée à un seul accès et ne s'est plus présentée dans le
cours de la maladie. Chez le dernier de ces malades (XXII),
elle s'est accompagnée d'une éruption herpétique aux lèvres.
Les accès fébriles, plus ou moins franchement intermittents,
sont caractérisés par des frissonnements, des sensations de
froid aux extrémités, suivis de chaleur et de transpirations
plus ou moins abondantes, et durent en moyenne 2 ou
3 heures. Ils vont en s'affaiblissant comme intensité et
comme durée, et cèdent au bout d'un certain temps à l'admi-
nistration du sulfate de quinine ; ils persistent dans certains
cas pendant 8 et 13 jours ; chez les malades des observations XIII et XVIII, ils ont persisté plus longtemps, et chez
celui de l'observation XVII, après avoir disparu pendant
4 jours, ils sont revenus à une autre heure pendant plusieurs
jours de suite. La température n'est pas très élevée pendant
ces mouvements fébriles ; des recherches thermométriques
qui ont été faites, il résulte qu'elle ne dépasse pas 38° à
38°,5 ; et cependant la sensation subjective de la fièvre est

très accusée chez le malade. En résumé, la fièvre est modé-
rée, irrégulière, à accès intermittents. Nous devons faire
observer que les malades des observations II, VIII, XIV
et XV sont restés apyrétiques ; on n'a pas noté non plus
d'accès fébrile chez le malade de l'observation X, chez qui
l'ictère a été d'une intensité marquée.

MARCHE ET DURÉE.

La marche de l'affection est variable ; rapide dans les cas
légers, elle conduit à la guérison au bout de 8 à 10 jours.
Mais, le plus souvent, les phénomènes dyspeptiques précur-
seurs, l'ictère, la disparition graduelle de la coloration du
tégument et des sclérotiques, l'anémie consécutive, lui impri-
ment une allure traînante et une durée de 4 à 5 semaines
en moyenne.

La *terminaison* a toujours été favorable ; dans cette affection essentiellement bénigne, on n'a jamais observé de com-
plications spéciales : ni hémorrhagie, ni fièvre excessive, ni
délire, ni troubles nerveux graves. Mais souvent la convalescence a été lente. Pendant un certain temps, le malade
se plaint de céphalalgie, de douleurs dans les membres, de
lassitude extrême. L'anémie et l'amaigrissement ont été
remarquablement prononcés dans certains cas (IV et V), et
ont nécessité des congés de convalescence. Plusieurs
hommes, à leur sortie de l'hôpital, et même à leur rentrée
de convalescence, n'ont pu reprendre leur service ; l'un
d'entre eux est rentré à l'hôpital avant la fin de sa convales-

cence (IV). Chez le malade de l'observation III, l'anémie s'est traduite par un léger œdème autour des malléoles.

DIAGNOSTIC ET PATHOGÉNIE DE L'ICTÈRE.

C'est bien à l'ictère par résorption, suite de rétention biliaire, que nous avons eu affaire ; la décoloration plus ou moins absolue des selles ne laisse aucun doute à cet égard. On n'hésite pas davantage à rejeter l'ictère spasmodique et à ranger la série des cas observés dans la classe des ictères simples, dits essentiels ou catarrhaux. La nature de l'affection, sa bénignité, les symptômes retracés plus haut, suffisent pour le démontrer et pour écarter tout autre mode de production de nos jaunisses. Cette rétention biliaire est-elle due, comme le professe Virchow et comme l'admet Jaccoud, à un bouchon muqueux obstruant la partie intra-duodénale du canal cholédoque, dont la membrane muqueuse est gonflée comme celle de l'intestin lui-même ; ou est-elle due plutôt au catarrhe des petits canalicules biliaires, à une accumulation de mucus dans les petits conduits, comme l'a démontré O. Wyss dans les expériences qu'il a faites sur des animaux empoisonnés par le phosphore, et auxquels il avait pratiqué préalablement une fistule biliaire ? Nous n'apportons aucune donnée anatomo-pathologique nouvelle dans ce débat, et nous nous contentons d'accepter l'origine catarrhale des ictères que nous avons observés. Les symptômes cliniques que nous avons retracés plus haut nous permettent toutefois d'admettre que la rétention biliaire a été partielle dans quelques cas, et que l'obstacle à l'écoulement de la bile n'a pas toujours été absolu. En effet, dans plusieurs cas, on a noté que les selles étaient restées jaunes, quoique n'ayant pas leur couleur normale. On peut en conclure que le canal cholédoque est restée perméable dans certains cas au moins ; que l'obstacle à l'écoulement de la bile a siégé non à l'origine, mais vers la terminaison du système des canaux biliaires ; que tous les canaux peut-être n'ont pas été obstrués, et qu'un département limité du foie a suffi pour produire une résorption biliaire partielle.

Il serait intéressant également de rechercher le mode de production de ce catarrhe biliaire.

Cette angiocholite que nous admettons est-elle primitive ou secondaire ? Est-elle due, comme on l'admet généralement, à la transmission d'une affection catarrhale de l'estomac et de l'intestin aux voies biliaires ? Mais cette transmission est loin d'être prouvée, comme le remarquent les auteurs de l'article *Voies biliaires* du *Dictionnaire encyclopédique des sciences médicales* (t. IX) (1). Les deux états, symptômes gastriques et catarrhe biliaire, peuvent être attribuées aux mêmes influences ; et de ce qu'il existe quelques symptômes d'embarras gastrique avant l'apparition de l'ictère, faut-il conclure à la transmission d'une affection intestinale et gastrique à la muqueuse des voies biliaires ? Dans nos observations, nous rapportons quelques cas où il

----

(1) Barth et Besnier, article *Voies biliaires*. Pathologie, in *Dictionnaire encyclopédique des sciences médicales*, t. IX.

paraît difficile d'admettre un catarrhe gastro-intestinal aigu ; les phénomènes gastriques sont quelquefois insignifiants ; les vomissements sont très rares au début et dans le cours de la maladie, ainsi que les coliques et la diarrhée. Chez un de nos malades notamment (*Observ.* XVIII), on remarque que l'appétit est assez bien conservé. Il est permis d'admettre d'après cela que le catarrhe biliaire peut être idiopathique et relever des mêmes influences que l'état gastrique et les phénomènes fébriles qui l'accompagnent.

Le *traitement* institué par le médecin traitant de l'hôpital a consisté principalement en évacuants, vomitifs et purgatifs salins au début et dans le cours de la maladie. L'eau alcaline a été administrée pour favoriser la diurèse et pour amener une élimination plus rapide des matières colorantes contenues dans le derme. Le sulfate de quinine, à doses modérées, $0^{gr},30$ par jour, a servi à combattre les accès de fièvre plus ou moins franchement intermittents. Les toniques et les amers ont été nécessaires contre l'anémie et la paresse des fonctions digestives.

OBSERVATIONS.

Nous extrayons de nos observations les données principales, et nous adoptons une rédaction concise et à peu près uniforme, dans laquelle nous ferons ressortir les points spéciaux sur lesquels a porté notre attention. Il sera facile de comparer les différents cas entre eux, d'en saisir les caractères communs et ceux qui les distinguent, et d'avoir ainsi une vue d'ensemble de cette petite manifestation épidémique.

OBSERVATION Ire. — Jau..., 23 ans, chasseur à la 2ᵉ compagnie, entré à l'hôpital le 10 avril 1880.

Au début, sensation de froid pendant la nuit ; symptômes d'embarras gastrique avec vomissements alimentaires ; vomissements de bile provoqués. — Selles décolorées, grises pendant sept jours ; ni coliques, ni diarrhée. — La coloration ictérique, jaune ocre à la face et sur le tronc, paraît le 4ᵉ jour et persiste pendant 12 jours sur le tégument externe. — Fièvre par accès dès le début, quotidiens, suivis de transpirations revenant pendant 8 jours, dans la soirée. — Démangeaisons.

Durée totale de la maladie : 30 jours.

OBSERVATION II. — Bel..., 25 ans, caporal à la 2ᵉ compagnie, entré à l'infirmerie le 20 avril.

Phénomènes dyspeptiques au début, sans vomissements. — Vomissements de bile provoqués, abondants. — Selles grisâtres, claires pendant 4 jours, sans coliques. — La coloration ictérique, prononcée dans les yeux, faible sur le tronc, apparaît le 8ᵉ jour et dure 8 jours. — N'a eu ni frisson, ni fièvre, ni sueurs pendant toute la durée de l'affection. — Pas de démangeaisons.

Durée totale de la maladie : 15 jours.

OBSERVATION III. — Car..., 25 ans, chasseur à la 4ᵉ compagnie, entré à l'hôpital le 4 mai.

Antécédents de fièvre intermittente. — Au début de l'affection, embarras gastrique, avec vomissements de bile jaunâtre. — Selles grisâtres pendant 10 jours ; ni coliques, ni diarrhée. — La coloration ictérique jaune brun à la face, plus pâle sur le tronc, paraît le 4ᵉ jour, et persiste pendant 15 jours sur le tégument externe. — Pas de frisson au début ; fièvre par accès quartes, à midi, pendant 9 jours. Transpiration faible. — Démangeaisons.

Anémie consécutive. — Œdème léger autour des malléoles. — Parti en congé de convalescence.

Durée totale de la maladie : 34 jours.

OBSERVATION IV. — Heur..., caporal à la 4ᵉ compagnie, 24 ans, entré à l'hôpital le 6 mai.

Phénomènes dyspeptiques au début, sans vomissements. — Selles grisâtres pendant 5 jours, coliques et diarrhée vers la fin de la maladie. — La coloration ictérique à la face et au tronc paraît dès le second jour et dure plus de 15 jours sur le tronc. — Pas de frisson au début, un seul accès de fièvre dans les premiers jours.

A eu quelques boutons avec démangeaisons sur le corps. — Anémie et amaigrissement remarquables. — Parti en convalescence. — Rentré à l'hôpital vers la fin de sa convalescence.

Durée totale de l'affection : 30 jours.

Observation V. — Lan..., 23 ans, chasseur à la 2ᵉ compagnie, entré à l'hôpital le 15 mai.

Symptômes d'embarras gastrique légers au début, sans vomissements ; vomissements de bile provoqués, peu abondants. — Selles grises pendant 6 jours. — Constipation. — La coloration ictérique à la face et au tronc, jaune clair, paraît le 3ᵉ jour, et dure environ 12 jours sur le tégument externe. — Boutons fugaces avec démangeaisons. — Pas de frisson au début. — Accès fébriles vers 10 heures du soir, quotidiens, suivis de sueurs abondantes, pendant 6 jours. — Anémie et amaigrissement consécutifs très marqués. — Parti en convalescence.

Durée totale de la maladie : 28 jours.

Observation VI. — Pasq..., 25 ans, chasseur à la 4ᵉ compagnie, entré à l'hôpital le 22 mai.

Embarras gastrique au début, vomissements alimentaires, vomissements de bile provoqués. — Selles grises pendant 3 jours, alternatives de diarrhée et de constipation. — Frisson le second jour à 7 heures du soir, suivi de chaleur et de sueurs. — Accès fébriles irréguliers pendant 7 jours. — La teinte ictérique jaune verdâtre paraît dès le 2ᵉ jour et dure 10 jours sur le tronc. — Démangeaisons. — Pouls ralenti.

Durée totale de la maladie : 26 jours.

Observations VII. — Choque..., 25 ans, chasseur à la 2ᵉ compagnie, entré à l'hôpital le 23 mai.

Symptômes d'embarras gastrique légers, sans vomissements. — Vomissements provoqués de bile assez abondants. — Selles colorées au début, puis alternatives de selles grises et de selles colorées. — Tendance marquée à la constipation. — La coloration ictérique, faible

d'abord, paraît le second jour ; elle devient plus prononcée au moment
de la décoloration des selles ; elle est d'un beau jaune safran et persiste
sur le tronc pendant trois semaines. — Démangeaisons. — A eu un
accès fébrile au début de la maladie, et n'a plus présenté de fièvre
dans le cours de l'affection. — Pouls ralenti. — Parti en convalescence.

Durée de la maladie : 34 jours.

OBSERVATION VIII. — Hard..., 24 ans, chasseur à la 2ᵉ compagnie,
entré à l'hôpital le 12 juin.

Au début, phénomènes dyspeptiques légers, sans vomissements ;
selles grises pendant 3 jours, pas de coliques. — La teinte ictérique à
la face et au tronc reste assez faible ; elle paraît le 3ᵉ jour et dure
12 jours sur le tégument externe. — Démangeaisons. — Ni frisson, ni
accès fébriles pendant tout le cours de la maladie. — Pouls naturel.

Durée de l'affection : 20 jours.

OBSERVATION IX. — Sauv..., 23 ans, chasseur à la 5ᵉ compagnie,
entré à l'infirmerie le 16 juin.

Simple inappétence au début, sans symptômes d'embarras gastrique
bien accusés. — Selles grisâtres pendant 3 jours ; pas de coliques. —
La teinte ictérique à la face et au tronc, d'un jaune clair, reste faible.
Elle paraît le 4ᵉ jour et disparaît du tronc au bout de six jours. — Pas
de démangeaisons. — Ni frisson au début, ni fièvre dans le cours de la
maladie. — Pouls naturel. — L'ictère est suivi d'un rhumatisme mus-
culaire erratique, accompagné de transpirations très abondantes.

Durée de l'affection : 28 jours.

OBSERVATION X. — Liég..., 23 ans, chasseur à la 5ᵉ compagnie,
entré à l'hôpital le 28 juin.

Symptômes d'embarras gastrique, sans vomissements, avec nausées,
pesanteur d'estomac. — Les selles ne sont pas absolument décolorées ;
elles conservent une coloration jaune clair et sont diarrhéiques. — La
teinte ictérique se montre le 4ᵉ jour et disparaît du tégument vers le
15ᵉ jour. — Démangeaisons. — Pas de frisson au début, ni accès
fébriles dans le cours de la maladie. — Pouls naturel.

Durée de l'affection : 35 jours.

OBSERVATION XI. — Mai..., 24 ans, chasseur à la 4ᵉ compagnie,
entré à l'hôpital le 1ᵉʳ juillet.

Phénomènes dyspeptiques au début, sans vomissements. — Selles d'abord faiblement colorées, jaune clair, diarrhéiques, grisâtres dans le cours de l'affection, pendant 2 jours. — La coloration ictérique, très prononcée à la face et sur le tronc, paraît le 4ᵉ jour, et dure une quinzaine de jours sur le tégument externe. — Démangeaisons. — Pas de frisson initial. — Accès fébriles à partir du 7ᵉ jour, d'abord à 2 heures de l'après-midi, puis à 10 heures du soir, de plus en plus faibles, et se répétant pendant 15 jours. — Pouls ralenti le matin.

Durée de l'affection : 30 jours.

OBSERVATION XII. — Dou..., 24 ans, chasseur à la 2ᵉ compagnie, entré à l'hôpital le 10 juillet.

Symptômes d'embarras gastrique, légers au début, sans vomissements. — Les selles restent colorées faiblement, et sont diarrhéiques. — La coloration ictérique, d'un beau jaune, paraît le 4ᵉ jour, et persiste pendant 8 jours sur le tronc. — Démangeaisons. — Accès fébriles le soir, dès le commencement, se répétant pendant 8 jonrs. — Pouls naturel.

Durée de la maladie : 28 jours.

OBSERVATION XIII. — Berg..., 24 ans, caporal à la 3ᵉ compagnie, entré à l'hôpital le 10 juillet.

Symptômes d'embarras gastrique, sans vomissements. — Selles faiblement colorées, jaune clair, diarrhéiques, sans coliques. — La teinte ictérique paraît le 3ᵉ jour, augmente d'intensité vers le 8ᵉ jour, et persiste pendant 4 semaines sur le tronc. — Démangeaisons. — Mouvement fébrile tous les soirs, vers 10 heures, avec transpirations, pendant près de 3 semaines. — Pouls non ralenti. — Anémie et amaigrissement consécutifs très marqués.

Durée de la maladie : 40 jours.

OBSERVATION XIV. — Hus..., 23 ans, chasseur à la 2ᵉ compagnie, entré à l'infirmerie le 12 juillet.

Embarras gastrique au début, avec vomissements. — Selles colorées, sans coliques, ni diarrhée. — Coloration ictérique de la sclérotique. — Faible sur le tronc, paraît dès le second jour, et ne dure que 4 jours. — Pas de mouvement fébrile dans le cours de l'affection.

Durée de la maladie : 7 jours.

OBSERVATION XV. — Hua..., 23 ans, chasseur à la 2ᵉ compagnie, entré à l'infirmerie le 19 juillet.

Embarras gastrique léger. — Nausées, coliques. — Selles colorées, diarrhéiques. — Teinte ictérique de la sclérotique. — Suffusion ictérique légère sur le tronc, dès le 2ᵉ jour ; ne persiste que pendant 3 jours. — Pas de fièvre au début, ni dans le cours de la maladie. — Persistance de coliques et de diarrhée pendant quelques jours.

Durée de l'affection : 15 jours.

OBSERVATION XVI. — Bert..., 25 ans, chasseur à la 2ᵉ compagnie, entré à l'hôpital le 21 juillet.

Symptômes d'embarras gastrique. — Nausées, sans vomissements. — Selles diarrhéiques colorées, verdâtres au début, puis grisâtres pendant 4 jours. — Coliques. — La teinte ictérique, d'un jaune ocre, se montre le 3ᵉ jour, et tend à disparaître du tronc au bout de 3 semaines. — Démangeaisons. — Pas de fièvre au commencement. — Les accès fébriles quotidiens paraissent le 5ᵉ jour, et se répètent tous les soirs à 11 heures, pendant 10 jours. — Pouls ralenti le matin.

Durée de l'affection : 30 jours.

OBSERVATION XVII. — Gam..., 25 ans, chasseur à la 5ᵉ compagnie, entré à l'hôpital le 26 juillet.

Phénomènes dyspeptiques peu accusés. — Inappétence simple, sans vomissements. — Selles faiblement colorées, jaune clair, sans coliques, ni diarrhée. — La coloration ictérique, jaune ocre, paraît le 8ᵉ jour, et tend à disparaître de la peau du tronc 15 jours après, tout en persistant très prononcée à la face. — Pas de démangeaisons. — Pas de fièvre au début. — Accès fébriles le 8ᵉ jour, à 11 heures du matin, puis le soir vers 8 heures, pendant 15 jours. — Vers la fin, le malade présente 2 accès dans la même journée, à midi et à 7 heures du soir. — Pouls non ralenti. — Anémie consécutive.

Durée de la maladie : 45 jours.

OBSERVATION XVIII. — Sav..., 25 ans, chasseur à la 5ᵉ compagnie, entré à l'hôpital le 1ᵉʳ août.

Pas de symptômes d'embarras gastrique. — Appétit assez bien conservé au début. — Douleur vive dans la région hépatique. — Selles faiblement colorées, jaune clair. — Douleurs abdominales, sans diarrhée. — La coloration ictérique, jaune safran, se montre le 4ᵉ jour, et persiste pendant 15 jours sur le tronc. — Démangeaisons. — Éruption furonculeuse. — Pas de fièvre au début. — Les accès fébriles paraissent le 4e jour, et reviennent régulièrement tous les soirs à 8 heures pendant près de 4 semaines. — Pouls ralenti.

Durée de la maladie : 35 jours.

OBSERVATION XIX. — Je..., **24** ans, chasseur à la 3e compagnie, entré à l'hôpital le 3 août.

Phénomènes dyspeptiques légers au début. — Ni nausées, ni vomissements. — Selles colorées faiblement, diarrhéiques. — La teinte ictérique, d'un jaune safran intense, se montre dès le 2e jour, et persiste pendant près de 3 semaines sur le tronc. — Démangeaisons. — Accès fébriles dès le début, à 8 heures du soir pendant 3 jours; puis à 2 heures de l'après-midi pendant 8 jours. — Pouls ralenti.

Durée de l'affection : 40 jours.

OBSERVATION XX. — Pier..., 23 ans, chasseur à la 2º compagnie, entré à l'hôpital le 10 août.

Simple inappétence au début. — Goût amer. — Pas de nausées, ni de vomissements. — Selles décolorées, diarrhéiques dès le commencement de l'affection, et pendant 6 jours. — Coloration ictérique jaune safran intense dès le second jour, et persistant sur le tronc pendant 15 jours. — Démangeaisons. — Frisson, suivi de chaleur et de sueur le second jour. — L'accès fébrile se reproduit tous les soirs à 8 heures pendant 8 jours. — Pouls ralenti.

Durée de la maladie : 30 jours.

OBSERVATION XXI. — Philip..., 24 ans, chasseur à la 2e compagnie, entré à l'hôpital le 19 août.

Malaise et inappétence au début. — Nausées, goût amer dans la bouche, vomissements provoqués de glaires. — Selles d'abord jaune clair, puis grisâtres pendant 8 jours. — La coloration ictérique paraît dès le second jour, et persiste sur le tronc pendant 15 jours. — Pas de démangeaisons. — Pas de frisson au début. — Le 4e jour, accès fébrile à 5 heures du matin. — Sueurs fréquentes et très abondantes pendant toute la durée de l'affection. — Pouls naturel.

Durée de la maladie : 21 jours.

OBSERVATION XXII. — Div..., 22 ans, chasseur à la 4e compagnie, entré à l'infirmerie le 30 août.

Pas de prodromes d'embarras gastrique.'-- Au début, frisson suivi de chaleur et de sueurs. — La coloration ictérique paraît dès le lendemain matin dans les yeux et à la face ; elle est peu sensible sur le tronc et tend à disparaître dès le 3ᵉ jour. — Pas de démangeaisons. — Le malade ne présente plus de fièvre dans le cours de la maladie; le pouls reste naturel. — Les fonctions digestives ne sont que peu affectées : quelques nausées, goût amer dans la bouche. — Les selles restent colorees. — Herpès labialis pendant les premiers jours.

Durée de la l'affection : 8 jours.

CONSIDÉRATIONS ÉTIOLOGIQUES.

Avant d'aborder la question étiologique proprement dite, il nous paraît utile de dire quelques mots d'un certain nombre d'affections qui se sont présentées pendant la même période, et qui, par leurs symptômes et leur marche, peuvent être rattachées aux mêmes influences générales que nous aurons à déterminer plus loin.

En dehors des embarras gastriques simples, si fréquents chez le soldat pendant la saison d'été, et dont nous avons observé un grand nombre de cas pendant cette même période, nous appellerons plus spécialement l'attention sur quelques affections gastriques compliquées d'un mouvement fébrile analogue à celui qui s'est montré chez nos ictériques. Ces affections débutant en général par des phénomènes dyspeptiques ou de l'embarras gastrique, sont caractérisées par du malaise, de la courbature, de la céphalalgie, des douleurs diverses dans les côtés ou dans les membres, de l'inappétence avec une langue plus ou moins enduite et de la douleur épigastrique. Il s'y ajoute un mouvement fébrile tantôt rémittent, tantôt franchement intermittent. Les accès

fébriles quotidiens surviennent le plus souvent le soir, quelquefois dans l'après-midi, comme chez les ictériques ; ils ne
paraissent pas toujours à la même heure. Précédés de fris-
sons erratiques, de sensations de froid, ils se terminent
presque toujours par d'abondantes sueurs nocturnes. Ces
accès reviennent pendant 10 à 15 jours ; ils entraînent toujours de l'anémie, de l'amaigrissement, et nécessitent des
congés de convalescence. Du mois de mai au mois d'août,
12 cas de ce genre ont été traités à l'hôpital.

L'analogie de ces cas a paru telle avec nos ictères, qu'on
s'est cru en droit de les considérer comme des affections
gastriques catarrhales, sans catarrhe biliaire.

Pendant la même période, nos confrères de la localité
n'ont observé aucun cas d'ictère dans le genre de ceux que
nous venons de décrire. Aussi, dans l'étude étiologique que
nous allons faire, ne pourrons-nous pas nous borner à invo-
quer une constitution médicale ou saisonnière particulière,
et devrons-nous rechercher les causes spéciales qui ont pu
déterminer chez les hommes du 10e bataillon de chasseurs
l'apparition d'affections aussi caractéristiques.

Nous aurons donc à passer en revue les conditions individuelles et locales, les conditions alimentaires, les circonstances météorologiques et de milieu dans lesquelles s'est
produite cette petite manifestation épidémique. Ce n'est
qu'après avoir réuni ces différentes données qu'on pourra se
prononcer sur l'origine probable de l'affection, sur sa nature et sur la place qu'elle doit occuper dans le cadre nosologique.

Tous les hommes atteints d'ictère ont plus d'un an de service, un seul excepté (XXII); ce ne sont plus de jeunes soldats; ils sont déjà habitués au régime et aux fatigues de la vie militaire. 7 d'entre eux sont dans leur dernière année de service, 8 autres ont plus de trois ans de service. Presque tous sont forts, robustes, de bonne constitution ; beaucoup d'entre eux n'ont jamais été malades. Aucun des ictériques n'attribue sa maladie à une émotion morale vive, ni à des excès alcooliques ou alimentaires. Nos recherches dans cette voie sont restées infructueuses. Les causes qui sont invoquées le plus souvent par les malades sont : le refroidissement ou la fatigue.

Les *conditions météorologiques* paraissent, en effet, avoir joué un certain rôle dans la production de nos ictères : c'est pendant les étés chauds et humides qu'on observe le plus grand nombre d'affections des voies digestives, et particulièrement la forme bilieuse de ces affections. On sait que les chaleurs ont été précoces, et que dès le mois d'avril les journées ont été chaudes ; pendant plusieurs mois la température est restée très élevée pendant la journée, et ces chaleurs n'ont été tempérées que par des pluies très abondantes. Les transitions de températures, et le passage d'un temps chaud et sec à un temps très humide, plus sensibles encore dans une région montagneuse, ont pu produire un certain nombre de refroidissements, et nous admettons volontiers que cette cause ait joué un certain rôle dans la production de nos ictères.

Nous croyons qu'il en est de même de la *fatigue*, invo-

quée par beaucoup de nos malades. La période pendant
laquelle se sont montrés les ictères est celle des fatigues,
des exercices au grand air, des marches militaires; nous
devons ajouter, toutefois, que ces fatigues n'ont rien eu
d'exceptionnel, et qu'elles n'ont pas dépassé ce qu'on de-
mande, en général, au soldat pendant cette période de l'in-
struction; nous croyons aussi que plusieurs de nos hommes
ne se sont sentis fatigués que parce qu'ils se trouvaient déjà
sous le coup de la maladie. Tout en tenant compte, par con-
séquent, du refroidissement et de la fatigue, dans la genèse
des affections hépatiques que nous avons retracées, nous ne
leur attribuons cependant qu'un rôle secondaire.

Nous n'avons trouvé dans *l'alimentation* rien qui pût être
incriminé; l'ordinaire nous a paru aussi bon, aussi varié,
aussi abondant qu'il peut l'être. L'*eau* qui sert de boisson
aux hommes du bataillon provient de plusieurs puits, situés
à proximité des baraques, et dont la nappe n'est qu'à
3 mètres environ au-dessous du niveau du sol. Cette eau est
fraîche et limpide, et se distingue par sa pureté; elle ne ren-
ferme que très peu de matières salines, une quantité de gaz
un peu inférieure à celle qu'on rencontre habituellement
dans les eaux de source; elle n'a aucune odeur; on n'a pas
trouvé de matières organiques dans l'eau de l'un des puits,
et des traces à peine sensibles dans celle d'un autre. Voici,
du reste, l'analyse hydrotimétrique de l'eau de deux puits,
que nous devons à l'obligeance de M. Voillequin, professeur
de chimie au collège de Saint-Dié, et de M. Hugueny, étu-

diant en médecine, élève du laboratoire de chimie de la Faculté de médecine de Nancy.

	PUITS N° 1.	PUITS N° 2.
Acide carbonique, sels de cnaux et de magnésie..	12° hydrotimétriques = 0 gr. 123 par litre.	7° hydrotimétriques = 0 gr. 070 par litre.
Sels de chaux. { Carbonates, traces de sulfates.	6° hydrotimétriques = 0 gr. 074 par litre.	3° hydrotimétriques = 0 gr. 035 par litre.
Sels de magnésie........	4° hydrotimétriques = 0 gr. 049 par litre.	3°,5 hydrotimétriques = 0 gr. 035 par litre.
Matières organiques......	Traces.	0
Iode.................	0	0
Gaz..................	20 à 25 centigr. par litre.	15 à 20 centigr. par litre.

Le puits n° 1 est affecté à la 2ᵉ compagnie ; le puits n° 2, à la 5ᵉ compagnie ; la 3ᵉ compagnie se sert en partie du puits n° 1 et d'un puits intermédiaire, dont l'eau n'a pas été analysée ; la 4ᵉ compagnie se sert également de ce puits et du puits n° 2.

Ces faibles traces de matières organiques constatées dans l'eau du puits n° 1, et qui, ne se révélant ni au goût, ni à l'odorat, deviennent à peine sensibles à l'épreuve d'une solution au permarganate de potasse, peuvent-elles expliquer le chiffre plus élevé des ictères observés à la 2ᵉ compagnie,

qui se sert exclusivement de cette eau? Nous ne le pensons
pas. Si, en effet, la 2e compagnie compte, à elle seule, la
moitié des ictères : 11 sur 22, la 5e compagnie, qui se sert
d'une eau ne renfermant pas de traces de matières organiques (puits nº 2), présente cependant 4 cas d'affections
bilieuses. Ce n'est donc pas à l'usage d'une eau relative-
ment très pure que nous pouvons attribuer la série de nos
ictères.

Après avoir écarté ainsi de notre étiologie les conditions
individuelles spéciales, les excès, les circonstances méteo-
rologiques, les fatigues exceptionnelles, les conditions d'alimentation et de boisson nuisibles, nous arrivons à un ordre
de causes qui nous paraissent avoir exercé une action sensible sur l'état sanitaire du bataillon, et spécialement sur la
production des ictères et des affections gastriques catarrhales, accompagnés de phénomènes fébriles intermittents.
Ce dernier caractère même fait songer immédiatement à des
influences de nature tellurique.

Les affections intermittentes franches et larvées ne sont
pas rares dans la vallée de la Meurthe ; il existe à proximité
de Saint-Dié quelques endroits connus par la fréquence
d'accidents dus au miasme tellurique ; les conditions météorologiques de la saison et l'humidité du sol d'une vallée
riche en eaux ont dû favoriser les émanations miasmatiques, et peuvent expliquer l'apparition d'affections à caractère intermittent. Mais à côté de ces conditions communes à
la garnison, et à la population en général, nous devons
mentionner les conditions spéciales dans lesquelles s'est

trouvé le bataillon, du mois d'avril à la fin du mois d'août.

Le casernement, composé de quatre grandes baraques, très bien situées, du reste, en dehors de la ville, sur un terrain d'alluvions et de cailloux roulés, au-dessus du niveau de la rivière, a présenté cet été des conditions hygiéniques particulièrement défavorables et heureusement passagères. Dès le mois d'avril, on a commencé dans le casernement des travaux ayant pour but : 1° la transformation d'une baraque de bois en baraque en maçonnerie ; 2° la transformation de plusieurs chambres, dont on a remplacé le plancher par un sol cimenté ; 3° la construction d'un égout. Ces différents travaux, entrepris successivement, à partir du commencement de la belle saison, ne sont pas encore complètement terminés au moment où nous écrivons (octobre) (1).

La construction de l'égout a d'abord nécessité l'établissement provisoire d'un trou de 4 à 5 mètres de diamètre sur 1 mètre 1/2 de profondeur, creusé dans un sol d'alluvions, à proximité des baraques, et dans l'intérieur même du casernement. Dans ce trou étaient reçues les eaux ménagères et pluviales de plusieurs parties du casernement. Il en est résulté une véritable mare, de laquelle se dégageaient des effluves à odeur forte et nauséabonde. Plusieurs fois, par les temps très chauds, nous avons vu cette mare presque à sec ; une couche noirâtre de matières en décomposition répandait aux alentours des émanations que l'influence des

____

(1) Depuis la rentrée des manœuvres, on a enregistré deux nouveaux cas d'ictère, ce qui porte leur chiffre à 24.

vents du nord amenait sur les baraques occupées par la troupe.

Nous avons cru devoir appeler l'attention de l'autorité sur cette source d'infection, pour que les travaux de l'égout fussent hâtés et achevés le plus promptement possible.

Une autre cause d'infection résulte de la transformation opérée dans un certain nombre de chambres. On y enlève le plancher, sous lequel on rencontre une terre molle, imprégnée depuis plusieurs années de matières organiques de toute provenance. Cette couche de terreau, à odeur forte, de 20 centimètres d'épaisseur en moyenne, est rejetée en dehors des chambres devant les baraques, et n'est pas toujours enlevée immédiatement.

Plusieurs puits perdus conduisent, en outre, les eaux provenant des lessives et chargées de matières organiques dans des terrains vagues, situés en contre-bas, à quelques mètres de distance des baraques. Les eaux de la salle des bains, notamment, s'écoulent par un conduit mal entretenu, et vont se perdre dans ces terrains où elles s'évaporent à ciel ouvert, en attendant que leur écoulement soit assuré par l'égout en construction.

Nous signalerons enfin l'état des latrines, qui présentent le développement exagéré de 24 sièges conduisant à une seule fosse, et servant à tout le bataillon. Il s'en dégage presque continuellement des émanations pestilentielles, arrivant principalement sur la baraque occupée par la 2e compagnie. (Cette fosse doit disparaître prochainement et faire place à un nouveau système de latrines.)

Après l'énumération que nous venons de faire : état du casernement et des latrines, travaux divers et remuements de terre dans et autour des baraques, conditions atmosphériques spéciales favorisant les émanations de source diverse, il paraît difficile de ne pas admettre que c'est à ces dernières causes principalement, c'est-à-dire à des influences telluriques, que sont dues les affections gastriques et bilieuses en grand nombre que nous avons observées. Le mouvement fébrile à caractère intermittent, qui les a presque toujours accompagnées, nous paraît ajouter un argument de plus en faveur de l'étiologie à laquelle nous sommes arrivé. En montrant plus haut que la population civile n'a pas présenté de cas analogues à ceux qui ont été observés au bataillon, nous fournissions également une preuve en faveur de l'origine miasmatique toute spéciale à laquelle nous rattachons la production de nos ictères. Si, enfin, la 2e compagnie a été plus éprouvée que les trois autres, ce fait peut s'expliquer par sa situation plus rapprochée de plusieurs sources d'infection, telles que les latrines, les terrains vagues qui reçoivent des eaux ménagères, et la baraque en reconstruction. Tous les faits que nous venons de rappeler tendent donc à justifier l'hypothèse d'une cause infectieuse, miasmatique, comme origine de nos affections bilieuses.

Quelle place devons-nous assigner à nos ictères dans le cadre nosologique ? Doivent-ils rester dans la classe des ictères simples, dits catarrhaux, dont l'étiologie encore vague est attribuée le plus souvent aux influences banales, produisant le catarrhe des muqueuses en général : le refroidissement, les variations de température, les excès? Ce que nous avons dit plus haut sur l'origine probable de ces affections tendrait à les exclure de cette catégorie d'ictères.

Ou devons-nous les ranger dans la classe des fièvres bilieuses *nostrâs* telles que les a décrites Monneret, ou à côté des fièvres rémittentes bilieuses qui ont été observées à la caserne de Lourcine en 1865, et dans les casernes de Saint-Cloud dans la même année?

La symptomatologie de ces dernières affections diffère sensiblement de celle que nous avons rapportée nous-même. Dans les ictères que nous avons observés, la fièvre ne tient pas la première place, elle n'ouvre pas toujours la scène pathologique, le frisson initial signalé dans les relations des épidémies de Lourcine et de Saint-Cloud manque presque toujours chez nos ictériques. Un autre caractère propre à ces épidémies fait également défaut chez nos malades ; nous voulons parler de l'hémorrhagie, des épistaxis, des pétéchies. Enfin, la manifestation épidémique elle-même a été diffé-rente : tandis que nos ictères, au nombre de 22, se montrent successivement et dans l'espace de cinq mois, les épidémies dont nous parlons font une apparition soudaine et passagère, et portent sur un chiffre de malades plus élevé (49 dans les deux cas).

Si, d'après cela, il n'est pas possible de confondre entre elles ces différentes affections, il ne leur reste pas moins un caractère commun, le caractère bilieux, et, d'après nous, une étiologie analogue : l'infection miasmatique. Nos ictères paraissent donc rentrer dans la grande classe des affections bilieuses d'*origine infectieuse*.

Nous basons cette appréciation : 1° sur les éléments symptomatiques que nous avons développés dans le cours de cette relation, et notamment sur le caractère intermittent du mouvement fébrile ; 2° sur les circonstances étiologiques toutes spéciales auxquelles nous attribuons la production de ces ictères.

Nous ne pensons pas qu'il soit nécessaire de donner un nom différent à ces affections. L'ictère catarrhal et l'affection bilieuse proprement dite ont des points de contact nombreux ; il paraît souvent difficile de les séparer d'après leurs symptômes, et en tout cas ils paraissent se produire sous les mêmes influences et reconnaître pour causes des émanations telluriques ou miasmatiques. Aussi avons-nous cru pouvoir conserver à l'affection qui fait l'objet de notre étude le nom d'ictère.

PARIS. — IMPRIMERIE L. BAUDOIN ET C°, RUE CHRISTINE, 2.

www.ingramcontent.com/pod-product-compliance
Ingram Content Group UK Ltd.
Pitfield, Milton Keynes, MK11 3LW, UK
UKHW020052080726
13614UKWH00004B/1993